RÉSECTION

DE

DEUX MÈTRES D'INTESTIN GRÊLE

SUIVIE DE GUÉRISON

Par E. KŒBERLÉ.

STRASBOURG,
IMPRIMERIE R. SCHULTZ & Cie
SUCCESSEURS DE BERGER-LEVRAULT.
1881.

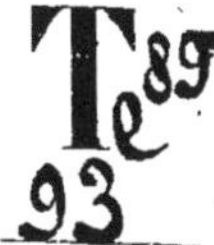

RÉSECTION

DE

DEUX MÈTRES D'INTESTIN GRÊLE

SUIVIE DE GUÉRISON

Par E. KŒBERLÉ.

STRASBOURG,
IMPRIMERIE R. SCHULTZ & Cie
SUCCESSEURS DE BERGER-LEVRAULT.
1881.

RÉSECTION

DE

DEUX MÈTRES D'INTESTIN GRÊLE

SUIVIE DE GUÉRISON.

La résection de l'intestin est une opération d'une date assez récente.

Les opérations de ce genre qui ont été pratiquées jusqu'à présent, n'ont guère porté que sur une longueur restreinte du tube digestif, sur une quarantaine de centimètres au plus, soit pour en enlever une partie cancéreuse rétrécie, soit pour aboucher les deux extrémités de l'intestin gangrené partiellement à la suite d'un étranglement herniaire.

C'est ainsi que Reybard[1], de Lyon, dès 1833, fit le premier une opération très-remarquable, très-audacieuse, en reséquant environ 10 centimètres du côlon descendant envahi par une tumeur cancéreuse. La partie malade fut ainsi totalement enlevée. Les deux bouts de l'intestin furent ensuite directement réunis par une suture, et l'incision abdominale qui avait été faite sur la partie latérale du ventre, fut entièrement fermée. Le malade guérit au bout d'un mois et se porta bien pendant environ 6 mois. Il survint ensuite des douleurs lancinantes, qui devinrent de plus en

---

1. Bull. de l'Acad. de méd. T. IX, 1843. Reybard, *Mémoire sur une tumeur cancéreuse affectant l'S iliaque du côlon. Ablation de la tumeur et de l'intestin. Réunion directe et immédiate des deux bouts de cet organe. Guérison.*

plus fréquentes en même temps que l'état général s'aggrava par suite de la récidive de la tumeur carcinomateuse, à laquelle l'opéré succomba environ 10 mois et demi après l'opération.

Quoique les expériences de suture intestinale que Reybard a entreprises sur des chiens n'aient guère abouti, celles de Czerny[1] et de ses assistants prouvent que l'estomac lui-même peut être enlevé en grande partie et même en entier, en suturant le cardia au duodénum, sans que la nutrition soit sensiblement altérée, et que la portion pylorique du tube digestif peut aussi être excisée.

Dans ces dernières années, enhardis par les résultats qui ont été obtenus dans les gastrotomies sous l'influence des procédés antiseptiques, Gussenbauer[2], Thiersch, Schede[3], Baum[4], Czerny[5], Billroth, Guyon[6], Bardenheuer[7], etc., ont

---

1. Czerny, *Beiträge zur operativen Chirurgie,* Stuttgart, 1878, p. 141, dans *Beiträge zu den Operat. am Magen,* par Kaiser.

2. Archiv für clin. Chirurgie. T. XXIII, 1878, pag. 233. Gussenbauer, *Ueber einen Fall von Darmresection.* — Zeitschrift für Heilkunde. T. I. Gussenbauer, *Zur operativen Behandlung der Carcinome des Sromanum.* Gussenbauer, dans un cas de carcinome du côlon au voisinage de l'S iliaque, a reséqué une portion du gros intestin, longüe de 6 à 8 centimètres, comprenant la tumeur. Suture intestinale, drainage avec les procédés de Lister. Mort au bout de 15 heures.

3. Deutscher Chirurgen-Congress 1879. Schede, *Enterorhaphie.*

4. Centralblatt für Chir. T. VI, n° 11, mars 1879, p. 169. Baum, *Resection eines carcinomateusen Darmstückes.*— Constipation prolongée. Établissement d'un anus artificiel. Un mois après, résection de la tumeur et d'une portion du côlon ascendant d'une longueur de 8 centimètres. Suture intestinale. Mort 9 jours après l'opération.

5. Berlin. Klin. Wochenschr. 1880, n° 45. Czerny, *Zur Darmresection.*

6. Peyrot. *De l'intervention chirurgicale dans l'obstruction intest.* Paris, 1880, p. 184.

7. Bardenheuer. *Zur Frage der Drainirung der Peritonealhöhle.*

tenté également de faire la résection des parties cancéreuses du gros intestin; Péan[1], Rydygier[2] et Billroth[3] ont même tenté d'enlever la portion pylorique d'un estomac cancéreux, opération dont v. Nussbaum[4] s'est déclaré le partisan; mais toutes ces tentatives, qui ont eu des tumeurs cancéreuses pour objectif, ont été suivies d'insuccès ou de récidive peu de temps après l'opération.

La plus intéressante de ces opérations est celle de Czerny. Au mois d'avril 1880, l'habile chirurgien de Heidelberg entreprit d'enlever une tumeur cancéreuse qui lui paraissait avoir

---

Stuttgart, 1880. — Toutes les opérations de Bardenheuer ont porté sur des cancers du rectum et de l'S iliaque. Elles ont toutes été faites par la voie anale, suffisamment élargie. Dans deux cas extrêmement remarquables, suivis de rétablissement, la limite supérieure de la tumeur cancéreuse était dans l'un à 33 centimètres au-dessus de l'anus, dans l'autre à 18 centimètres.

1. Péan, *Diagnostic et traitement des tumeurs de l'abdomen et du bassin*. Paris 1880, p. 517. — Résection d'une tumeur cancéreuse du pylore avec une portion d'épiploon cancéreuse. Suture au catgut de l'estomac avec le duodénum. Durée de l'opération, 2 heures et demie. Mort au bout de quatre jours.

2. Przeglad Lekarsski nº 50, 1880, Cracovie.

3. Allg. Wiener med. Zeit. nº 5, 1881. — L'opération extrêmement remarquable du professeur Billroth, toute récente (29 janvier 1881), a été suivie du rétablissement de la malade qui était affectée de cancer du pylore. Incision transversale de l'abdomen dans une étendue de 8 centimètres. La partie malade attirée au dehors fut excisée dans une étendue de 14 centimètres. Réunion par 54 points de suture en fil de soie. Procédés antiseptiques. Cicatrisation immédiate sans réaction fébrile.

4. Aerztlich. Intelligenz-Blatt 1880. V. Nussbaum, *Ueber Enterotomie, Gastrotomie und Leberdrainage*, 27 décembre 1879, au Congrès médical de Munich. — La résection du pylore cancéreux a été proposée par Merrem dans sa thèse inaugurale: *Animadversiones quædam chirurgicæ experimentis in animalibus factis illustratæ*. Giessen, 1810.

son siége au-dessus de la courbure iliaque du côlon. C'était chez une femme âgée de 47 ans, d'un aspect cachectique, mais qui ne présentait pas de symptômes d'obstruction intestinale bien caractérisés. A l'ouverture de l'abdomen sur le côté gauche une partie du côlon transverse fut trouvée adhérente à la tumeur. Cette partie de l'intestin, dans une étendue de 11 centimètres environ, et la portion du côlon descendant, qui était le siége de la dégénérescence, dans une étendue de 7 centimètres, furent reséquées l'une et l'autre et réunies chacune d'une manière immédiate. Les glandes lymphatiques du méso-côlon étaient un peu hypertrophiées. Réunion de la paroi abdominale en maintenant un tube de drainage dans la plaie. Durée de l'opération deux heures et demie sous l'influence du spray phéniqué et de l'anesthésie chloroformique. Les gaz passèrent par l'anus à partir du quatrième jour. Le cinquième jour on enleva le tube de drainage. Le sixième jour on remarqua des matières fécales sous les pièces du pansement. Le septième jour on administra un lavement, qui donna lieu à une évacuation alvine. Du huitième au vingt-sixième jour il s'écoula des matières fécales par la plaie, de telle sorte qu'on était obligé de refaire le pansement quatre à six fois par jour. Vers la fin du mois d'août, quatre mois après l'opération, la plaie était entièrement cicatrisée, mais elle présentait déjà une induration de nature suspecte. Peu à peu les selles devinrent plus difficiles, en même temps que l'état général devint de plus en plus mauvais. Il y eut des symptômes d'étranglement interne. Enfin l'opérée succomba au mois de novembre, six mois et demi après l'opération, dans un état de cachexie cancéreuse, par suite de complications thoraciques avec récidive locale et infiltration métastatique cancéreuse du foie et des glandes mésentériques. Le côlon transverse et le rectum communiquaient directement par l'intermédiaire d'un clapier cancéreux.

Les opérations précédentes, relatives à des cancers, ne peuvent guère être considérées que comme des tentatives d'amélioration d'un état désespéré, mais qui étaient presque fatalement destinées à l'insuccès, comme toutes les opérations analogues qu'on pourra tenter dans la suite.

Si dans les cas de Reybard et de Czerny un rétablissement en apparence complet a pu être obtenu pendant quelques mois, les opérés n'en sont pas moins morts misérablement après avoir passé par les phases d'une opération très-grave, qui toutefois a peut-être prolongé sensiblement leurs jours.

Une autre série d'opérations de résection d'intestin, suivies en général d'un heureux résultat, est relative à l'intestin gangrené dans une hernie étranglée.

Dans ces opérations l'anse intestinale gangrenée, ordinairement dans une étendue restreinte à quelques centimètres, a été reséquée et les deux bouts de l'intestin ont été traités de diverses manières : 1° on les a fixés dans l'orifice du sac herniaire, ainsi qu'a procédé La Peyronie[1]; 2° on les a invaginés l'un dans l'autre, le bout supérieur dans le bout inférieur : tels sont les cas de Ramdohr, de Lavielle, dont les opérés guérirent; tandis que ceux de Deschamps, de Kronlein, etc., eurent une issue fatale; 3° Duverger, dont le cas a été suivi de guérison, les a suturés l'un contre l'autre sur une trachée de veau; 4° enfin on les a réunis directement par une suture (suture de Lembert[2]) dans le but de rétablir directement le cours des matières intestinales. C'est ainsi que Dieffenbach[3],

1. Mém. de l'Acad. des Sciences. 1723, p. 31.

2. Arch. gén. de méd. 1826, série I, t. X, p. 318.

3. Wochenschr. für die gesammte Heilk. 1836, n° 26. — Excision de trois pouces d'intestin gangrené dans une hernie crurale. Suture de Lembert. Rétablissement. Mort au bout de quelques semaines d'une obstruction intestinale.

Kocher[1], Hagedorn, Nicoladoni[2], Ludwik[3], Czerny[4], Gussenbauer, Périer, etc. ont publié des cas de ce genre, très-remarquables, dont plusieurs ont été suivis de guérison. Divers cas n'ont pas été publiés. — Comme la plupart des patients sont ordinairement dans un état très-grave lors de l'opération, celle-ci a eu souvent un mauvais résultat. A la suite de deux insuccès, le professeur Billroth a déclaré en être difficilement partisan.

La résection de l'intestin a été également appliquée au traitement de l'anus contre nature.

---

1. Korrespondenzblatt für schweizer Aerzte, 1878, T. VIII, p. 133. Kocher, *Excision des brandigen Darms.* — Hernie inguinale étranglée. Résection de 12 centimètres d'intestin gangrené. Suture intestinale à la manière de Lembert. Guérison au bout de 4 semaines.

Bulletin de la Suisse romande. Mai 1880. — Hernie inguinale énorme. Résection d'une portion d'intestin d'une longueur de 42 centimètres. Suture intestinale. Guérison.

Dans un troisième cas (Centralblatt für Chirurgie, 1880, nº 29) le professeur Kocher fit une résection d'une portion d'intestin gangrené d'une longueur de 11 centimètres. Suture intestinale. Excision du sac herniaire. Mort au neuvième jour.

2. Wiener med. Blätter, 1879, nºs 6 et 7. — Excision de la partie gangrenée. Entérorhaphie. Drainage. Au sixième jour issue de matières fécales par la plaie pendant une dizaine de jours. Guérison. — Nicoladoni cite deux autres cas, l'un de v. Dumreicher, en 1878, suivi de mort au bout de 24 heures, l'autre de Hussa, suivi de guérison.

3. Wiener med. Presse, T. XXI, 1880, nº 23. — Résection de 12 centimètres d'intestin grêle gangrené. Suture intestinale. Excision d'une portion d'épiploon. Guérison.

4. Berliner klin. Wochenschrift, 1880, nº 45. Czerny, *Zur Darmresection.* Czerny relate deux opérations, dont l'une a été faite avec succès le 7 mai 1878. Dans le cours de l'autre opération, l'opérée succomba par suite de vomissements de matières stercorales qui s'introduisirent dans la trachée.

Dittel[1], Czerny[2], à deux reprises, Billroth[3], trois fois, ont réussi à guérir de cette manière des anus contre nature par une suture directe de l'intestin, dont les orifices avaient été préalablement avivés.

On peut rapprocher des cas précédents l'observation suivante :

Au mois de septembre 1880, par suite d'une méprise, dans une intervention chirurgicale, une malade qui était affectée d'une hernie crurale étranglée, a subi une résection complète d'une anse d'intestin grêle.

L'intestin était simplement pincé dans l'anneau crural, et le cours des selles, quoique très-gêné, n'était pas interrompu. En même temps la malade se plaignait de douleurs très-vives dans la cuisse et dans l'aine, où l'on percevait une petite tumeur que l'on prit pour une glande lymphatique engorgée, qui occasionnait ces accidents et que l'on crut devoir enlever pour les faire cesser. La tumeur parut être engagée jusque dans le canal crural. On tira un peu sur elle

---

1. Wiener med. Wochenschrift, 1878, n° 48. Dittel, *Darmresection bei Anus præternaturalis.* — Anus contre nature consécutif à une hernie crurale étranglée. Opération le 8 octobre 1878 avec les procédés de Lister. Excision des tissus contigus aux orifices de l'intestin, qui fut ensuite attiré au dehors. Avivement et suture de l'intestin grêle avec du catgut à 3 centimètres de la valvule iléocœcale. L'appendice vermiculaire, qui paraissait fournir une sécrétion purulente, fut lié à ras du cœcum avec du catgut et excisé complétement. Dès le lendemain selle liquide. Du 5e au 8e jour des liquides et des gaz intestinaux passèrent par la plaie. Depuis selles normales. Guérison au bout d'un mois. Cette opération du professeur Dittel est la première de ce genre.

2. Centralblatt für Chir., 1877, n° 28. Czerny, *Beiträge zur oper. Chir.*, Stuttgart, 1878, p. 23.

3. Wiener med. Wochenschrift, 1879, n° 1. — Archiv f. kl. Ch., T. XXIV. — Wiener med. Wochenschr., 1881, n° 3.

et on en divisa le pédicule, qui malheureusement n'était autre que l'intestin lui-même, dont une anse complète avait été ainsi excisée. Il en résulta un anus contre nature qui se compliqua bientôt après d'un abcès dans l'aine et d'accidents d'obstruction intestinale.

La malade vint à Strasbourg. Après avoir largement ouvert l'abcès, je dilatai la plaie pour reconnaître exactement la position des parties. Je fis ensuite pénétrer dans chaque orifice de l'intestin un tube de caoutchouc. Dans l'intérieur de chacun de ces tubes j'introduisis l'une des branches d'une pince hémostatique, dont la pression fut ainsi mitigée. Le rapprochement des branches de l'instrument détermina la mortification des parties intermédiaires. Le cours des matières intestinales fut librement maintenu à travers l'anus contre nature. Les selles se rétablirent sans la moindre colique au bout de sept à huit jours par les voies naturelles. Le dix-huitième jour la plaie a été complétement cicatrisée.

La résection du rectum envahi par la dégénérescence cancéreuse ou par un épithélioma simple a été pratiquée un assez grand nombre de fois.

Les opérations pratiquées dans les cas de cancer et dans les cas d'épithéliomas, qui ont subi une dégénérescence maligne et ont envahi les tissus voisins sous-jacents à la muqueuse intestinale, ont toutes été suivies de récidive et n'ont pu apporter qu'un soulagement temporaire très-précaire dans les cas très-rares qui ont été suivis de rétablissement.

Dans les 3 dernières années j'ai fait quatre fois la résection du rectum obstrué et envahi à une profondeur de 6 à 7 centimètres à partir de l'anus par un épithélioma limité aux tuniques intestinales. Chez tous les malades plus ou moins affaiblis il y avait des épreintes, de la diarrhée, de la suppuration, des hémorrhagies à chaque garde-robe. Six à huit centimètres d'intestin ont été enlevés dans chaque opération.

L'hémostase a été entièrement opérée à l'aide des pinces hémostatiques, appliquées successivement au nombre de 60 à 80. Pas de ligatures de vaisseaux. Le bout supérieur de l'intestin a été attiré au niveau de l'anus, où il a été réuni d'une manière immédiate.

Les 4 opérations ont été suivies d'un succès complet sans récidive. Toutefois l'une des malades opérées il y a 3 ans, dont la mère est morte d'un cancer, est actuellement affectée d'un cancer de la matrice, mais l'intestin et la cicatrice anale sont restés complétement étrangers à la dégénérescence. La 4e opération est d'origine trop récente pour porter sur elle un jugement définitif, mais j'ai tout lieu de croire que le résultat en restera parfait.

J. Bœckel a opéré la résection d'une portion du rectum dans un cas de prolapsus simple, à l'aide de l'anse galvanocaustique. Une portion du péritoine du cul-de-sac recto-vaginal fut enlevée dans cette opération. La malade se rétablit; mais l'opération, par suite de l'élargissement du rectum, n'eut pas un résultat satisfaisant.

Il existe une autre série d'affections pour lesquelles jusqu'à présent la résection de l'intestin n'avait pas encore été entreprise. Il s'agit des rétrécissements fibreux du tube digestif à la suite de cicatrices de la muqueuse. Le plus souvent les cicatrices, lorsqu'elles n'envahissent pas le pourtour de l'intestin, sont élargies progressivement par l'accumulation des matières intestinales à la suite de coliques répétées. Le cours des selles finit ainsi par se rétablir et il ne survient une obstruction que dans les cas où des corps étrangers, des noyaux de fruit, des os, des matières alimentaires non digérées viennent accidentellement s'accumuler. Il peut alors survenir des accidents d'étranglement interne.

Dans ces circonstances l'intervention chirurgicale peut devenir nécessaire.

Dans un cas, j'ai réussi à rétablir le cours des matières alvines (ballonnement considérable, suppression des selles, sensibilité du ventre, symptômes de péritonite, nausées, vomissements) en opérant la malaxation de l'intestin après chloroformisation préalable en variant la position de la malade. Dans plusieurs accès antérieurs, moins graves, on avait réussi à rétablir le cours des selles à l'aide de purgatifs et de lavements. Depuis quelques mois un régime sévère a permis de maintenir exactement la régularité des selles.

Dans le cas suivant j'ai réussi à rétablir le cours des matières alvines en pratiquant la gastrotomie et en sectionnant une bride fibreuse qui compliquait le rétrécissement. Malheureusement mon intervention a été trop tardive.

En 1878 je fus appelé auprès d'une dame âgée de 73 ans, depuis longtemps sujette par intervalles plus ou moins considérables à une obstruction passagère de l'intestin et à des coliques qui avaient leur siége principal dans l'hypochondre gauche. On parvenait chaque fois à dissiper ces accidents à l'aide de lavements répétés ou forcés et par des purgatifs. En dernier lieu il était survenu des accidents d'étranglement interne, de ballonnement tympanique du ventre, qu'on ne put calmer momentanément qu'à l'aide d'une ponction intestinale. On fit ainsi des ponctions multiples. Il survint des symptômes de péritonite septicémique et la malade était dans un état désespéré lorsque je fus appelé à intervenir. Les symptômes d'étranglement dataient d'une dizaine de jours. Il existait une obstruction du côlon transverse, qu'il était facile de constater par les coliques et par la tension de l'intestin.

On désirait tenter une dernière ressource, la gastrotomie, qui ne pouvait aggraver la situation, mais qui d'autre part ne laissait guère non plus de chance de salut. La malade fut légèrement chloroformée. Une incision sur la ligne blanche dans la région sus-ombilicale me permit aisément d'arriver au côlon très-distendu, sur lequel on apercevait des traces des piqûres intestinales. La cavité péritonéale, dont il s'était échappé des gaz dès que le péritoine fut ouvert, contenait une sérosité rougeâtre d'une odeur infecte. Les anses intestinales, très-rouges, étaient agglutinées entre elles. Je fis une ponction oblique de l'intestin grêle et du côlon à l'aide d'un trocart capillaire pour vider partiellement les gaz et j'arrivai aisément[1] sur l'obstacle à la circulation des matières alvines. Le côlon était rétréci, probablement par une cicatrice ancienne, mais perméable, sans épaississement prononcé de ses parois. Il faisait en ce point un coude occasionné par une bride fibreuse, qui le contournait en l'étranglant. Cette bride provenait d'un ancien exsudat inflammatoire consécutivement à la distension extrême de sa portion transverse droite.

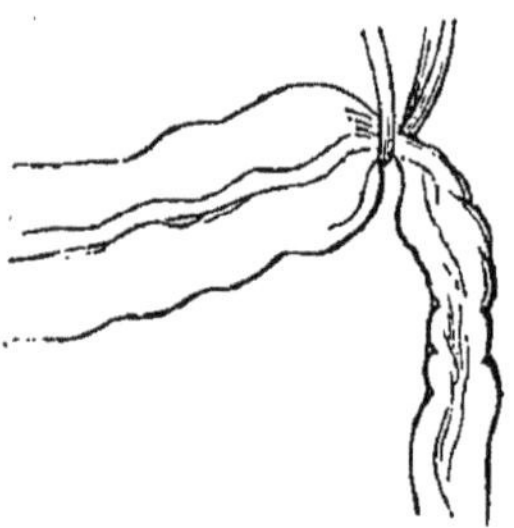

Rétrécissement cicatriciel et bride fibreuse ayant déterminé un étranglement du côlon.

La section de la bride, au-dessous de laquelle j'avais introduit le doigt indicateur de la main gauche, opérée à l'aide des ciseaux, libéra immédiatement l'intestin, dans lequel les gaz et les liquides purent descendre librement. La cavité péritonéale fut étanchée, lavée avec de l'eau phéniquée, desséchée autant que possible jusque dans l'excavation du bassin et la plaie abdominale fut réunie. L'intervention chirurgicale avait

1. Dans le cas contraire il aurait fallu tirer au dehors les anses intestinales distendues.

été très-simple et, certainement si l'empoisonnement septicémique n'avait pas été aussi avancé, la guérison aurait dû avoir lieu. L'eau des lavements qui sortait jusqu'alors de l'intestin tout à fait limpide, ramena des matières fécales abondantes. Malheureusement la malade, trop affaiblie par l'âge et par la longue durée des accidents d'étranglement interne, succomba aux suites de la péritonite septicémique quelques heures après l'opération.

Dans le cas suivant, les lésions, quoique plus graves, purent être surmontées par une intervention hardie.

Mlle K..., de Haguenau, âgée de 22 ans, très-bien constituée et ayant toutes les apparences d'une bonne santé, n'a jamais eu de maladie ou d'indisposition notable, si ce n'est qu'elle a été sujette depuis 2 à 3 ans à des coliques qui survenaient 3 à 4 heures après les repas, de manière à simuler parfois une indigestion. Ces coliques toutefois ne se produisaient d'abord qu'à de longs intervalles, soit d'un mois, soit de 3 à 4 mois seulement. Dans les périodes comprises entre ces accidents, il y avait ordinairement de la constipation, mais jamais de la diarrhée.

Depuis le commencement de l'année 1880 les coliques étaient devenues très-fréquentes, quotidiennes, quelques heures après chaque repas. Pendant la nuit ces coliques réveillaient en sursaut la malade, et dans les derniers mois elles donnèrent lieu à une insomnie presque continue. Néanmoins la malade, d'apparence bien portante quoiqu'elle fût un peu amaigrie, conservait un très-bon appétit qu'elle évitait de satisfaire et elle continuait à vaquer à ses travaux habituels. Il n'existait pas de fièvre. Il y a 2 mois, au commencement du mois d'octobre, ces coliques devinrent tout à coup continues, excessives. Il n'y eut plus de selles. Il survint des renvois d'odeur stercorale d'abord, puis des vomissements de matières alvines, avec ballonnement et sensibilité excessive du ventre.

Ces accidents durèrent pendant 3 jours, malgré tous les remèdes que l'on mit en usage. Les selles se rétablirent à la suite d'un grand lavement que l'on administra à l'aide d'un tube de caoutchouc, muni d'un entonnoir, pendant que la malade se tenait à genoux, accoudée par terre, d'après la prescription de M. le docteur Gass, qui pensait alors avoir affaire à un étranglement interne provoqué probablement par une invagination.

Pendant 2 semaines il y eut une accalmie avec simples coliques plus ou moins vives, mais cependant à peu près supportables, grâce au régime très-simple, composé d'aliments mous et liquides, d'une digestion facile, que suivait la malade.

Il survint alors une nouvelle crise d'étranglement interne, plus violente que la première, qui dura 4 jours, malgré les grands lavements répétés qui avaient réussi auparavant. Toutefois ces lavements parvinrent encore à entraîner des matières alvines, mais les coliques devinrent dès lors presque continues. Les lavements ramenaient chaque fois des matières stercorales qui, du reste, ont toujours été normales, sans traces de sang ou de mucosités.

La malade vint à Strasbourg au Couvent de la Toussaint au commencement du mois de novembre, environ 4 semaines après la dernière crise, lorsque les graves accidents péritonéaux qui l'avaient suivie furent un peu calmés.

Les coliques étaient alors extrêmement vives et ne laissaient à la malade aucun repos, ni de jour ni de nuit. Elles s'exaspéraient peu de moments après avoir pris des aliments, même en petite quantité.

L'intestin se distendait successivement en 3 points signalés par des coliques de plus en plus intenses. La dernière partie devenait alors dure et résistante en se dilatant de manière à mesurer 10 à 11 centimètres de diamètre, en donnant lieu à un bruit de fluctuation pareil à celui d'une bouteille à moitié pleine d'un liquide auquel on communique une secousse rapide. Les coliques, arrivées alors à leur maximum d'intensité, s'apaisaient quelques instants pour parcourir de nouveau leur développement périodique, qui variait entre 5 à 10 minutes. Ces coliques résistaient à tous les moyens calmants ordinaires lorsqu'elles étaient excessives et ne diminuaient un peu que sous l'influence des injections sous-cutanées de morphine.

Pour vaincre l'obstacle évidemment incomplet à la circulation des matières digestives, j'eus recours en vain au taxis pendant le paroxysme des coliques, en variant de toutes manières la position de la malade. Pendant l'intervalle des coliques le ventre, quoique très-distendu, était absolument mou dans toute son étendue. On ne pouvait percevoir nulle part aucune dureté, aucune tuméfaction.

L'obstacle à la circulation des aliments existait évidemment dans l'intestin grêle, en raison du siége des coliques, dans la partie péri-ombilicale du ventre. Les coliques principales et la distension la plus grande de l'intestin avaient leur siége dans le bas-ventre, entre l'ombilic et la crête iliaque du côté gauche. Les coliques apparaissaient peu de temps après les repas et très-rapidement sous l'influence d'une boisson. Le cœcum et le reste du gros intestin ne présentaient aucune distension anormale.

Il était plus difficile de se rendre compte de la nature de l'obstacle.

On ne pouvait admettre l'hypothèse d'une invagination, qui du reste devait exister en trois points de l'intestin. Il ne pouvait être question d'un épithélioma ni d'une affection cancéreuse. Une obstruction par une bride fibreuse, par une torsion de l'intestin, par l'introduction et par l'étranglement d'une anse d'intestin à travers un orifice pathologique ne pouvait guère être admise non plus, en raison du triple siége des coliques successives.

La malade n'ayant jamais été sérieusement malade, et

n'ayant eu ni fièvre, ni diarrhée, n'ayant pas été atteinte de fièvre typhoïde, on ne pouvait guère songer à des rétrécissements cicatriciels.

Le diagnostic était ainsi très-incertain. Cependant il était hors de doute qu'il existait en 3 points principaux, assez distants les uns des autres, un obstacle matériel à la libre circulation des matières digestives. Quant à savoir quelle était la cause réelle de l'obstacle, il était impossible de la déterminer d'une manière rationnelle.

Sous l'influence d'un régime très-simple, nourrissant, liquide, constitué par du bouillon, des potages, du pain, de la viande dépourvue de parties fibreuses et soumise à une mastication prolongée, du laitage, du fromage, etc., je parvins à maintenir la malade dans un état à peu près tolérable pendant deux à trois semaines, afin d'observer si peut-être, en temporisant, les obstacles à la circulation des aliments pourraient se dissiper ou au moins céder progressivement ou bien être moins considérables.

Il n'y eut pas d'amélioration sensible et il survint de l'amaigrissement. Les règles avaient fait défaut aux deux dernières époques.

Comme dans ces conditions l'existence était insupportable à la pauvre malade, qui devait s'attendre à une vie d'une durée très-précaire et à une fin misérable, il fut décidé qu'on aurait recours à la gastrotomie pour se rendre compte de la véritable nature de l'affection, afin d'y porter remède dans la mesure du possible.

L'opération eut lieu le 27 novembre, avec l'assistance de MM. les docteurs Gass, de Haguenau, Reichardt et de la révérende sœur Théodosie.

Une incision de 9 centimètres sur la ligne blanche[1], immé-

1. L'incision sur la ligne blanche est toujours préférable dans les cas d'étranglement interne, à moins d'indications tout à fait spéciales.

diatement au-dessous de l'ombilic, mit à découvert les anses de l'intestin grêle, dont la rougeur vasculaire était anormale.

Ces anses, très-distendues, devaient être voisines du siége de l'obstruction. J'attirai au dehors la première d'entre elles, qui tendait à faire irruption au dehors. J'amenai ainsi une première partie rétrécie, étranglée circulairement, entièrement libre. Il était évident dès lors que l'obstruction provenait d'un rétrécissement cicatriciel. Au voisinage le mésentère était sain. Environ 50 à 60 centimètres d'intestin avaient été ainsi attirés au dehors.

Au delà de la partie rétrécie l'intestin était encore distendu dans des proportions excessives. Évidemment il existait plus loin un nouveau rétrécissement. Cette partie de l'intestin fut également tirée ou plutôt entraînée au dehors par la masse considérable de parties liquides qu'elle contenait jusqu'au rétrécissement. La partie suivante de l'intestin, attirée dans une étendue de 10 à 15 centimètres, était absolument normale, presque vide. L'intestin, revenu sur lui-même, était flasque et ne contenait que peu de gaz.

La troisième obstruction devait exister au delà de l'autre extrémité de l'intestin qui avait été extraite de la cavité péritonéale.

Quelques tractions amenèrent deux nouveaux rétrécissements très-rapprochés l'un de l'autre. Au delà l'intestin redevenait entièrement normal.

Toute l'étendue de l'intestin distendu était le siége d'une congestion vasculaire avec des traces d'exsudation fibrineuse, inflammatoire, surtout au voisinage des parties rétrécies. La cavité péritonéale contenait une quantité assez notable de liquide séreux d'une couleur rougeâtre. Le reste de l'intestin grêle, le côlon, étaient entièrement normaux. Une grande partie du mésentère était au dehors. Sauf trois ou quatre glandes lymphatiques, dont le volume était deux à trois fois plus considérable et atteignait au plus un diamètre de deux centimètres environ, le mésentère était normal.

Le ventre était plat, affaissé, presque vide, cependant sans tendance à la pénétration de l'air extérieur.

On pouvait estimer à 1 mètre et demi au moins la longueur des anses intestinales qui étaient comprises entre les parties rétrécies.

En présence d'une lésion tellement étendue, aussi effrayante au premier abord, il y avait lieu de se demander quelle intervention chirurgicale devenait possible.

Ne pas intervenir, c'était vouer la malade à une mort certaine.

Pour rétablir le cours des matières digestives, on pouvait avoir recours à un anus artificiel au-dessus du premier rétrécissement; on pouvait aboucher les deux extrémités saines de l'intestin en conservant les parties rétrécies intermédiaires; ou bien, on pouvait opérer la résection totale des parties malades.

Le premier procédé était une ressource très-précaire. La malade n'aurait pas tardé à succomber, par suite d'une alimentation insuffisante et d'un affaiblissement progressif, parce que l'orifice de l'intestin aurait été trop rapproché de l'estomac.

Le deuxième procédé n'aurait pu remédier aux coliques si vives qui tourmentaient la malade, en laissant subsister les rétrécissements.

La résection de l'intestin me parut être la seule chance de guérison radicale.

L'opération, il est vrai, n'avait guère de précédent.

En présence des lésions multiples de l'intestin, trois résections partielles devenaient nécessaires, l'une d'elles comprenant ensemble les deux premiers rétrécissements situés à une distance de 14 centimètres l'un de l'autre. Il aurait ainsi fallu faire trois sutures de l'intestin, ce qui aurait compliqué singulièrement le traumatisme, aurait augmenté la durée de l'opération et aurait exposé la malade à plus de chances d'accidents.

D'autre part on pouvait faire la résection totale des parties malades avec les parties intermédiaires.

Cette opération, malgré l'étendue des parties malades du tube digestif qu'il s'agissait d'enlever, environ 2 mètres, me parut être la seule détermination rationnelle qui pût laisser à la patiente les meilleures chances de guérison.

La longueur de l'intestin grêle étant de 6 à 8 mètres environ suivant les individus[1], il en restait encore une longueur plus que suffisante pour la digestion[2]; le traumatisme était simplifié; l'opération était moins compliquée.

Après une courte hésitation, nécessitée par une analyse rapide de la situation, je continuai l'opération.

Après avoir réduit préalablement de part et d'autre l'intestin dans la cavité abdominale jusqu'à la limite des rétrécissements, je commençai par placer au delà de chacun de ces points extrêmes deux ligatures circulaires rapprochées, passant à travers le mésentère.

A l'aide des ciseaux je divisai ensuite transversalement l'intestin entre chaque double ligature, de manière à ne pas avoir d'écoulement des matières alimentaires qu'il contenait, en ayant soin d'enlever et de nettoyer exactement les extrémités ainsi coupées, tant avec des linges secs qu'avec un peu d'eau phéniquée.

---

1. Les limites extrêmes de longueur de l'intestin grêle varient de 3 à 11 mètres.

2. Dans un cas de hernie inguinale étranglée qui donna lieu à un anus contre nature avec 4 orifices d'intestin grêle, Sédillot fit une entérotomie destinée à mettre en communication le bout stomacal et le bout anal de l'intestin. Il resta une petite fistule stercorale. L'opéré, très-bien portant, d'un embonpoint considérable, mourut du choléra en 1854, 3 ans après l'opération. J'en fis l'autopsie. L'anse intestinale soustraite à la circulation des aliments mesurait environ 120 centimètres. *Gaz. hebd.*, T. II, 1855, p. 460.

La grande étendue et la grande masse du mésentère le long de l'intestin avec les innombrables artères et veines des arcades vasculaires ne permettait de recourir qu'à des ligatures en masse multipliées, afin de rendre possible l'excision de l'intestin, sans effusion de sang. Nonobstant, ces ligatures elles-mêmes, par suite de la distension de l'intestin, ne purent être placées convenablement vers le bord du mésentère, au delà des arcades artérielles, qu'après l'évacuation préalable de la majeure partie des matières intestinales.

L'intestin fut troué dans l'une de ses parties les plus déclives qui pendaient sur les parties latérales du ventre et l'on en évacua 2 à 3 litres de liquides digestifs et des gaz. L'intestin ainsi vidé s'affaissa en grande partie. Deux pinces, comprenant entre leurs extrémités la trouée intestinale, furent placées de manière à la maintenir fermée.

Douze ligatures en fil de soie, comprenant chacune une quinzaine de centimètres d'étendue du mésentère, furent ensuite posées le long du bord de l'intestin, aussi près que possible. Comme les ligatures me parurent ne pas avoir été assez serrées, chacune d'elles fut consolidée par une nouvelle anse de ligature faite en sens inverse à l'aide du même fil, et l'intestin fut ainsi peu à peu détaché du mésentère au moyen des ciseaux.

Le mésentère, qui jusqu'alors était resté hors du ventre, fut remis dans la cavité péritonéale, qui fut nettoyée avec des serviettes jusque dans l'excavation du bassin et débarrassée de toutes parts de la sérosité ascitique qu'elle contenait.

A ce moment de l'opération il y avait lieu de se demander comment on devait se comporter à l'égard des deux bouts de l'intestin, si on devait les réunir directement par une suture pour les faire communiquer immédiatement, ou bien s'il était préférable de les disposer simplement l'un à côté de l'autre dans la situation la plus favorable à une entérotomie ordinaire.

La suture immédiate de l'intestin aurait simplifié, il est vrai, le traumatisme et aurait permis de réunir ensuite complétement la plaie abdominale, si on avait pu sans inconvénient traiter les 12 énormes ligatures du mésentère comme des ligatures perdues; mais leur masse était trop considérable pour les abandonner impunément dans la cavité abdominale. D'autre part la suture de l'intestin peut donner lieu à des accidents consécutifs graves, s'il survient une obstruction intestinale avant que la cicatrisation soit assez solide.

Je procédai par conséquent de la manière suivante :

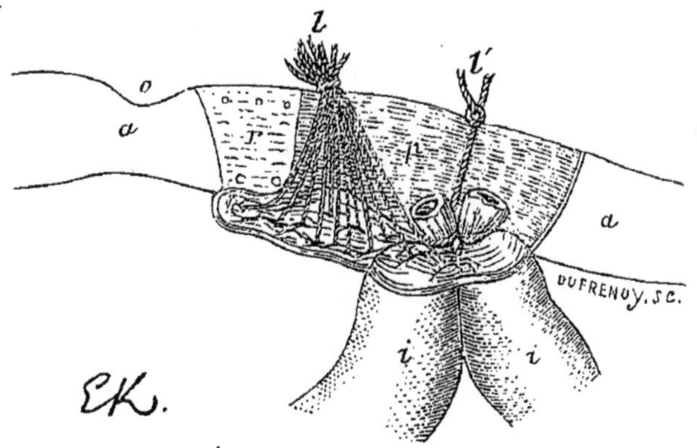

a Paroi abdominale. *o* Ombilic. *r p* Incision de la paroi abdominale dont la partie *r* a été réunie par 2 points de suture profonde et 3 points de suture superficielle. *i* Intestin dont les deux bouts liés sont maintenus ensemble par la ligature *l'*. *l* Ligatures du mésentère.

Les deux ligatures des deux bouts de l'intestin furent liées l'une contre l'autre, de manière à maintenir ces bouts d'intestin adossés du côté opposé à l'insertion du mésentère. Le fil des ligatures attaché contre une tige d'acier, placée transversalement sur la plaie, servit à maintenir ces ligatures dans un rapport fixe avec la paroi abdominale. Le bout stomacal de l'intestin était placé au-dessus du bout anal, qui occupait l'angle inférieur de la plaie, l'un et l'autre au niveau de la cavité péritonéale.

Pour assurer la fixité de cette position un point de suture

servit à retenir les ligatures de l'intestin avec la partie fibreuse de la ligne blanche contre le côté gauche de l'incision abdominale. La partie supérieure de l'incision fut réunie par 2 points de suture profonde et par 3 points de suture superficielle. Il restait ainsi un espace de 5 centimètres de longueur, autour duquel je disposai l'épiploon et dans lequel j'attirai successivement d'une manière régulière les 12 ligatures du mésentère, dont les fils furent attachés contre une autre tige d'acier transversale à l'angle supérieur de la partie de l'incision qui restait ainsi ouverte.

Par suite de ces dispositions, la cavité abdominale se trouvait fermée à l'accès de l'air. J'enduisis de perchlorure de fer toute la surface traumatique qui restait exposée au contact des impuretés extérieures.

Cette manière de procéder avait divers avantages au point de vue de la sécurité.

En maintenant l'intestin provisoirement fermé, il n'y avait pas à redouter d'épanchement des matières intestinales soit dans le péritoine, soit dans la plaie[1].

---

1. Le procédé que j'ai employé peut être perfectionné: 1° soit en liant

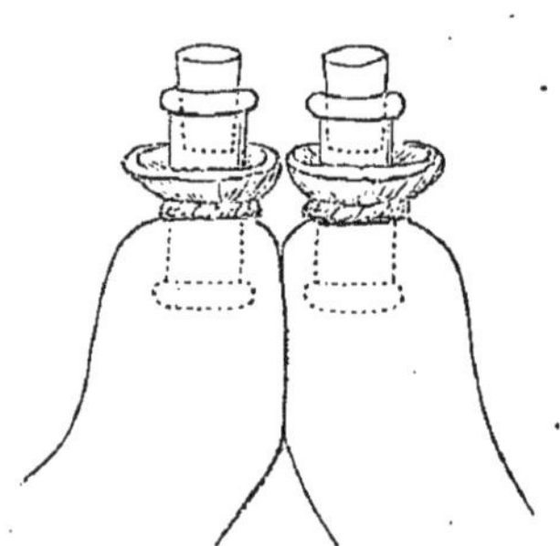

Adossement des deux bouts de l'intestin, liés chacun sur un tube.

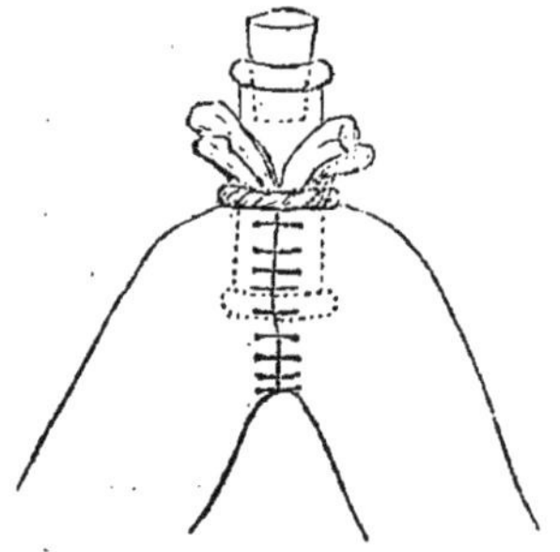

Suture oblique incomplète des deux bouts de l'intestin, liés ensemble sur un tube.

chacun des bouts de l'intestin sur un tube que l'on peut fermer et ouvrir à volonté pour dégager le trop plein du tube digestif avant de faire

Le ventre ne tendait pas à s'affaisser, à se vider trop complétement par suite de l'évacuation des gaz intestinaux, circonstance qui aurait facilité ou provoqué l'introduction de l'air et des liquides décomposés de la plaie dans la cavité péritonéale à la suite d'un effort, d'un vomissement, etc., de l'opérée.

Les ligatures du mésentère pouvaient ainsi être facilement éliminées sans exposer à des accidents ultérieurs.

---

l'entérotomie, dont la manœuvre sera ainsi très-simplifiée ; 2° soit en liant à la fois les deux bouts de l'intestin contre un tube, après les avoir réunis incomplétement à l'aide d'une suture oblique, afin de ménager à l'intestin une ouverture suffisamment large pour ne pas avoir à craindre un rétrecissement cicatriciel consécutif. L'intestin peut être maintenu en rapport avec la paroi abdominale à l'aide de la ligature, etc.

La résection perpendiculaire, avec suture immédiate circulaire de l'intestin, s'accompagne ordinairement d'une gène plus ou moins considérable de la circulation du contenu de l'intestin, car les opérés se plaignent généralement de douleurs abdominales consécutives à l'opération. Une résection oblique remédiera probablement à cet inconvénient.

La résection oblique rectiligne (*a*) ou angulaire (*b*), avec réunion im-

médiate complète de l'intestin, devra être appliquée de préférence dans les cas où l'on ne pourra pas attirer ou maintenir les parties opérées vers la plaie abdominale.

La résection du cœcum avec réunion du côlon avec l'intestin grêle (*c*) pourra se faire également à l'aide de la résection oblique des deux bouts de l'intestin, en réunissant d'abord linéairement, en queue de raquette, une partie de l'ouverture du côlon (oo') jusqu'à ce que celle-ci soit rétrécie de manière à correspondre à l'ouverture de l'intestin grêle, en suivant le procédé que le professeur Billroth a appliqué à la résection du pylore.

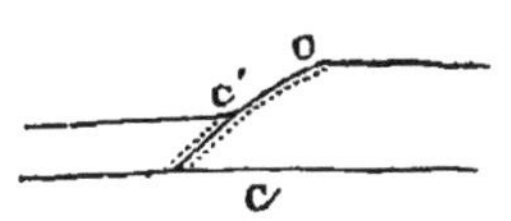

On était à même d'ouvrir facilement les deux bouts de l'intestin dès que les adhérences péritonéales devaient être considérées comme étant suffisamment solides pour n'avoir plus lieu de craindre le contact des matières digestives sur les parties environnantes.

Le pansement a été très-simple; puisque la plaie est restée complétement à découvert à l'air et maintenue librement ouverte par une petite mèche de charpie aspergée d'un peu d'eau phéniquée placée dans ses deux extrémités.

L'opération avec le pansement a duré 3 heures et demie. L'opérée a été maintenue sous l'influence du chloroforme pendant 3 heures. L'application des 12 ligatures doublées du mésentère a pris près de la moitié de cette durée.

La perte de sang a été tout à fait insignifiante.

Les suites de l'opération ont été des plus simples.

Il y eut quelques vomissements chloroformiques.

La température n'a pas dépassé 38°, à l'exception du 3e jour.

La malade n'a plus ressenti la moindre colique et s'est trouvée dès l'opération dans un état de bien-être complet. Elle put dormir, manger, boire comme tout le monde, avec une restriction cependant. Les liquides furent introduits directement dans le gros intestin pour empêcher l'afflux du liquide dans le bout supérieur de l'intestin, attendu que les boissons ou les aliments liquides ne séjournent guère dans l'estomac et dans l'intestin grêle à l'état physiologique. Dans ce but l'opérée prit chaque jour, pendant 20 jours, 3 lavements d'eau pure. Elle consomma ainsi environ 15 litres d'eau.

L'eau vineuse, le bouillon, le laitage ne furent pris, par les voies ordinaires, qu'en quantité nécessaire pour faciliter la digestion du pain, de la viande, des œufs, etc., dont l'opérée fit usage dès le 2e jour de l'opération.

Le 3e jour, pensant que les adhérences péritonéales de l'intestin étaient suffisantes, je sectionnai d'abord la ligature du bout anal de l'intestin et j'y introduisis un tube de caoutchouc de $0^{m},008$ de diamètre, muni d'un fil. Le bout stomacal fut ensuite ouvert de la même manière. Après l'écoulement d'une petite quantité de matières digestives, l'on y introduisit également un bout de tube de caoutchouc. Dans chacun de ces tubes je fis pénétrer, à une profondeur déterminée, l'une des branches d'une de mes pinces hémostatiques. Le rapproche-

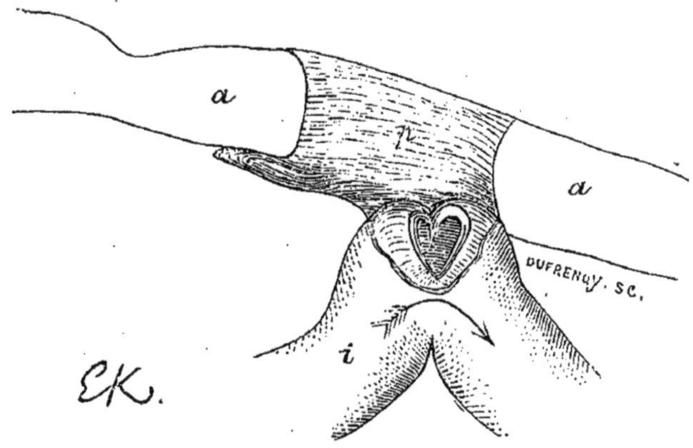

État de la plaie au 15e jour après la chûte des ligatures et des parties mortifiées.

ment des branches de la pince, ainsi entourées des tubes de caoutchouc, détermina la mortification des parties intermédiaires, adossées, des deux bouts de l'intestin, sur une longueur d'environ 3 centimètres et demi. Les pinces furent enlevées 4 jours après leur application.

Le 12e jour, la partie mortifiée des ligatures des intestins se détacha, de même que la partie intermédiaire qui avait été pincée. En introduisant le petit doigt dans l'orifice commun de l'intestin, je trouvai que l'éperon qui séparait les deux bouts, était peut-être encore trop prononcé et pourrait gêner la libre circulation des matières intestinales après la cicatrisation. J'introduisis de nouveau les tubes de caoutchouc et je fis une entérotomie supplémentaire avec la même pince, de manière à faire communiquer très-largement les deux parties de l'intestin, ce que je pus constater dès le 10e jour. Dans l'intervalle du 12e au 15e jour, toutes les ligatures de l'épiploon avec les tissus mortifiés se détachèrent et la plaie fut réduite à un simple *infundibulum* qui ne tarda pas à se resserrer de plus en plus. La partie supérieure de la plaie était restée complétement réunie. Des selles copieuses eurent lieu dès le

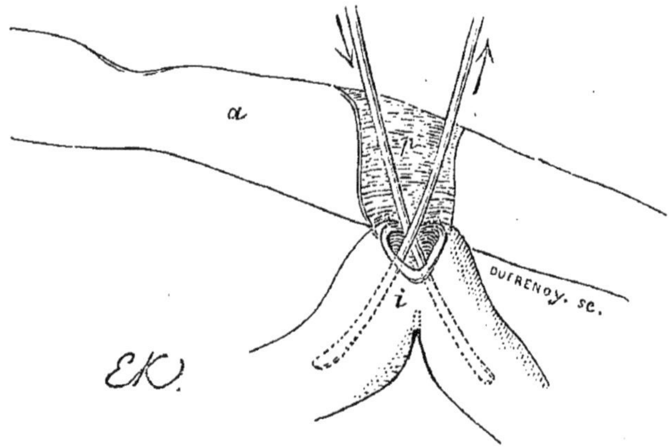

État de la plaie au 17e jour. — La partie pointillée de l'éperon de l'intestin indique la partie détruite par la seconde entérotomie.

20e jour. Le 25e jour il ne passait plus qu'un peu de liquides et de gaz par la plaie, et une simple bande de sparadrap, placée au travers, obstruait entièrement le passage.

L'opérée se leva pour la première fois le jour de Noël tout à fait bien portante.

La seule manifestation douloureuse consécutive à l'opération a été occasionnée par l'écoulement des matières intestinales par suite de leur contact avec la paroi abdominale et l'irritation, l'autopepsie des surfaces humectées.

J'essayai en vain d'oindre la paroi abdominale avec de l'huile, des corps gras concrets, de la vaseline. La baudruche était digérée sans laisser aucune trace. Le liniment oléo-calcaire, saupoudré de poudre d'amidon, calmait un peu la douleur, mais ne garantissait pas la peau. Finalement l'opérée enleva constamment par aspiration à l'aide d'une poire en caoutchouc les matières alimentaires qui venaient affluer, surtout 3 ou 4 heures après les repas, dans l'infundibulum de la plaie. Je parvins à en garantir la peau voisine à l'aide de bandelettes de sparadrap. Dès lors la rougeur et les végétations épidermiques déterminées par le contact des matières alimentaires se dissipèrent rapidement. Dans une circonstance analogue le meilleur préservatif sera une solution alcoolique de résine ou l'application de bandelettes de sparadrap bien agglutinatif.

Un mois après l'opération il ne restait plus qu'une fistule très-étroite qui s'est fermée entièrement au bout d'une huitaine de jours.

Environ six semaines après l'opération, la guérison a été complète.

Dans le cours du traitement Mlle K. a été vue par MM. E. Bœckel, le professeur Freund, etc., de Strasbourg; J. Ehrmann, de Mulhouse; Polisu, doyen de la faculté de médecine de Bucharest; le professeur Czerny, de Heidelberg, etc.

L'intestin reséqué a été présenté à la Société de médecine de Strasbourg, le 2 décembre 1880 et l'opérée tout à fait guérie, le 6 janvier 1881.

La pièce pathologique, mesurée par M. le professeur v. Recklinghausen, a une longueur de 2^{m},05. L'intestin, très-hypertrophié et très-dilaté, présente quatre étranglements circulaires correspondant à 4 rétrécissements, dont les deux premiers sont situés à une distance de 14 centimètres; les deux derniers sont distants de 55 centimètres. La distance qui sépare le 2e du 3e rétrécissement, est la plus considérable. La largeur de l'intestin vide et affaissé devient de plus en plus grande. Entre le 1er et le 2e rétrécissement, la largeur est de $0^m,042$. Entre le 2e et le 3e, l'intestin s'élargit progressivement depuis le 2e rétrécissement, où la largeur de l'intestin est de 4 centimètres jusqu'au 3e rétrécissement, où elle est de 6 centimètres. Entre les deux derniers rétrécissements, la largeur de l'intestin atteint ses limites extrêmes : elle mesure 7 à 10 centimètres.

Le calibre intérieur des rétrécissements devient de plus en plus étroit. Le premier admet une tige d'un diamètre de 12 millimètres ; le 2e a un diamètre de 9 millimètres ; le 3e mesure 7 millimètres. Le dernier rétrécissement est tellement étroit qu'il laisse à peine pénétrer une sonde de 4 millimètres.

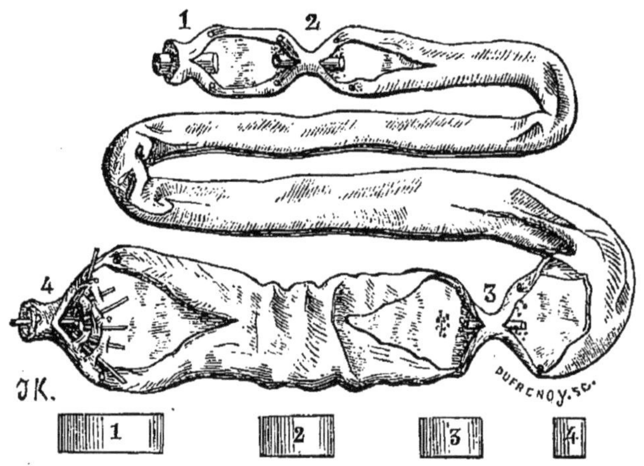

Intestin reséqué avec les 4 rétrécissements dans lesquels on a engagé des baguettes cylindriques proportionnées à leur calibre respectif, indiqué de grandeur naturelle au-dessous de la pièce pathologique.

La paroi musculaire de l'intestin est considérablement hypertrophiée. L'intestin affaissé sur lui-même offre une épaisseur de $0^m,007$ et présente pour une longueur de 2 mètres un poids de 650 grammes.

Les rétrécissements ont été consécutifs à une inflammation suppurée des glandes de Peyer, suivie de rétraction cicatricielle. La cicatrisation était complète, ancienne. La muqueuse des deux côtés de chaque rétrécissement, mais surtout au voisinage des deux derniers, était plus ou moins constituée par une série de brides, de ponts formés par la membrane muqueuse au-dessous desquels on pouvait engager une sonde dans toutes les directions d'une manière analogue à ce qu'on observe lors de la suppuration d'un anthrax. Au-dessous du troisième rétrécissement existe une cicatrice localisée, peu étendue, sans partie rétrécie.

Les deux derniers rétrécissements étaient en grande partie obstrués par des pépins de raisin qui étaient partiellement engagés dans les diverticulums de la muqueuse, de manière à obstruer à peu près complétement le passage de ces rétrécissements même à l'eau pure qu'on versait au-dessus dans l'intestin.

Extérieurement aux points rétrécis de l'intestin, le péritoine présentait des traces d'inflammation ancienne.

En présence de ces lésions, il était facile de s'expliquer les coliques continues et les deux accès d'étranglement interne. On pouvait se rendre compte également de l'action apparente des grands lavements auxquels on croyait que les étranglements avaient fini par céder. C'était surtout la position de la malade et des anses intestinales qui avait été mise en action et qui avait dû faciliter le déplacement des pépins de raisin ou de tout autre obstacle provenant des matières alimentaires.

Ce qui était extraordinaire, c'était l'absence de fièvre, de diarrhée, pendant le travail inflammatoire de l'intestin, ce qui avait rendu le diagnostic précis des causes de l'étranglement et des coliques tout à fait impossible.

De l'observation précédente et des opérations analogues on peut tirer les conclusions suivantes :

1° La résection de l'intestin grêle peut être faite dans une étendue considérable, de 2 mètres et même au delà, sans troubler les fonctions digestives d'une manière appréciable.

2° Pratiquée dans des conditions convenables, la résection de l'intestin peut être considérée comme une opération parfaitement admissible.

3° La résection peut avoir lieu : 1° soit en opérant directement la suture des deux bouts de l'intestin et en faisant la réunion immédiate de la plaie abdominale; 2° soit en établissant un anus contre nature avec entérotomie consécutive; 3° soit en faisant une suture incomplète de l'intestin combinée avec un anus artificiel. — Le 2e et le 3e procédé exposent à moins de dangers consécutifs.

4° La résection des rétrécissements fibreux, cicatriciels, qui sont probablement plus fréquents qu'on ne le suppose, est à même de donner lieu à une guérison radicale. Il en est de même de la résection des épithéliomas.

Au contraire, les résections appliquées aux obstructions cancéreuses ne permettent d'obtenir qu'un amendement temporaire plus ou moins précaire de l'état des malades par suite de la récidive de l'affection cancéreuse, de sa métastase et de la dégénérescence progressive des glandes lymphatiques.

5° En maintenant l'intestin fermé après l'opération, ainsi que j'ai procédé, l'opéré peut être maintenu à l'abri de l'écoulement des matières intestinales pendant plusieurs jours, jusqu'à ce que les adhérences soient devenues suffisamment solides. D'autre part le ventre ne se vide pas trop complétement après l'opération : cette circonstance préserve l'opéré d'accidents consécutifs, tels que l'introduction de l'air ou de liquides septiques dans la cavité péritonéale.

En nourrissant l'opéré avec des aliments aussi peu liquides que possible, l'écoulement des matières alimentaires par l'orifice de l'intestin est réduit à son minimum et l'opéré s'affaiblit moins.

6° En introduisant les liquides directement par le gros intestin, en administrant la boisson par le rectum, l'eau est absorbée ainsi qu'à l'état normal et les opérés ne souffrent nullement de la soif, l'écoulement des liquides digestifs par l'intestin est moins considérable et donne moins d'ennui aux malades.

Strasbourg, février 1881.

Strasbourg, impr. R. Schultz & Cie. — 3104.

www.ingramcontent.com/pod-product-compliance
Ingram Content Group UK Ltd.
Pitfield, Milton Keynes, MK11 3LW, UK
UKHW021209230726
13926UKWH00001B/405